AF329148

DES AUVRES ALIÉNÉS.

QU LQUES MOTS PRÉLIMINAIRES.

La cause que je défends est celle de l'humanité.

Les aliénés pauvres et riches sont les plus malheureux et les plus souffrants des hommes : ils sont partout exploités et victimes de la cupidité, de la cruauté, de l'ignorance et de la fausse science de tous ceux qui les traitent, les approchent, les entourent ou ont des rapports avec eux.

Le Christ avait pour ces infortunés une extrême compassion. Comme il connaissait toute l'étendue, toute l'intensité de leurs souffrances morales et physiques, ils étaient constamment l'objet de sa sollicitude : il s'occupait sans cesse à les guérir, à les délivrer, et il envoyait de tous côtés ses apôtres et ses disciples pour les guérir et les délivrer comme lui.

Dès mon adolescence, Dieu m'a appelé à secourir ces infortunés, à améliorer et faire améliorer leur sort. Il faut donc que j'accomplisse jusqu'à la fin la mission que Dieu m'a donnée, quoi qu'il puisse m'arriver, et nonobstant toutes les calomnies, les obstacles et les persécutions que je pourrais encore rencontrer.

MON ORIGINE.

Je naquis à Mornas (Vaucluse) le 14 juillet 1780. Mon père était notaire : il fut ensuite juge au tribunal civil d'Avignon. J'ai eu deux frères et une sœur. Mon frère puîné, Alexandre Paschal Tissot, est le traducteur du Code de Justinien ; mon frère le plus jeune est auteur de plusieurs ouvrages estimés et fut membre de plusieurs académies dès l'âge de 19 ans. Il mourut entre mes bras, en travaillant avec moi

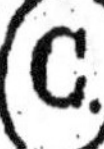

pour les pauvres aliénés, auxquels il avait, comme moi, consacré toute sa fortune et les travaux de toute sa vie, en renonçant avec moi et comme moi à tous les honneurs, à toutes les richesses et à tous les plaisirs de ce bas monde.

Du reste, ce qui suit n'est qu'un aperçu tres succinct de mes travaux et de mes fondations. Bientôt je publierai un ouvrage historique et détaillé sur le même sujet.

1815. — Hospice de Piolenc (Vaucluse). — 1re *Fondation.*

Je fondai cet hospice dans un domaine m'appartenant par indivis avec mes frères et sœur, situé à Piolenc.

Je reçus gratuitement des aliénés pauvres des départements de Vaucluse, du Gard et de l'Ardèche.

Je reçus gratuitement des novices frères hospitaliers pour former la congrégation de Saint-Jean-de-Dieu.

J'employai à cette œuvre tout ce que je possédais, tout mon patrimoine et le fruit de mes travaux et de mon industrie.

Je vendis des terres et des capitaux : j'empruntai des sommes à mes parents et à mes amis.

Je travaillais tout le jour et je passais la nuit assis sur une chaise auprès des malades.

Je ne mangeais que du pain et je ne buvais que de l'eau ; car le Christ a prescrit le jeûne et la prière comme le moyen le plus puissant pour obtenir la guérison des aliénés.

Cet hospice dura plusieurs années et absorba toute ma fortune et celle de mon frère le jeune.

J'éprouvai beaucoup d'obstacles, de calomnies et de persécutions, et ce fut alors que mon frère le jeune mourut entre mes bras ; ce qui me causa une douleur extrême et fut la plus grande affliction que j'eusse encore éprouvée en ma vie.

1819. — Congrégation de frères hospitaliers de Saint-Jean-de-Dieu dans les hôpitaux de Marseille. — 2e *Fondation.*

Profondément attristé et bien découragé par la mort de mon frère, je me retirai dans un petit ermitage situé dans les montagnes désertes et arides d'Uchaux, où je restai pendant neuf mois, tout seul, ne vivant que de pain noir et d'eau, passant les jours et les nuits assis sur une chaise, l'hiver comme l'été, occupé à lire, à écrire, à prier et à méditer, jusqu'au moment où Dieu me fit connaître qu'il fallait quitter ma retraite pour aller travailler à améliorer et faire améliorer le sort des pauvres et malheureux aliénés.

Le 3 février 1819, je partis de mon ermitage accompagné de deux frères hospitaliers, François Vissac et André Dupeyre, pour me rendre à Marseille, dans le dessein d'aller établir une congrégation de frères hospitaliers de Saint-Jean-de-Dieu pour le service des pauvres aliénés et autres malades dans les hôpitaux de cette ville.

Nous fûmes bien accueillis par les administrateurs. Ils me permirent de recevoir des novices et se chargèrent de fournir à toutes les dépenses que nécessiterait l'établissement de la congrégation hospitalière.

Ayant mis de suite la main à l'œuvre, en peu de temps la congrégation hospitalière se trouva fondée, et les pauvres malades étaient servis avec beaucoup de zèle et de charité par tous mes frères hospitaliers, et moi-même je donnais l'exemple, car, après avoir passé tout le jour aux travaux les plus pénibles et les plus dangereux auprès des mourants et des morts, je passais toute la nuit assis sur une chaise au milieu de la salle des fiévreux. Ma nourriture était de pain et d'eau exclusivement.

La congrégation hospitalière étant fondée et formée, je la laissai en bon état, pour aller fonder ailleurs des hospices pour les aliénés pauvres.

La congrégation hospitalière de Marseille a duré environ dix ans et n'a cessé d'exister que par le décès des meilleurs frères et par les désordres qui s'ensuivirent, en mon absence, dans les derniers temps.

Cependant, j'ignorais alors ce qu'avait dit un auteur grave, le Père Bourdoise, dans son ouvrage ayant pour titre : *Idée d'un bon ecclésiastique*, « que les congrégations religieuses, les couvents font « un peu de bien au commencement, mais qu'à la fin ils font beau- « coup de mal » ; et dans mon ignorance de l'avenir, je continuai à fonder des congrégations religieuses hospitalières, jusqu'à ce que ma propre expérience m'eût prouvé à plusieurs reprises que le Père Bourdoise avait dit la vérité, et que cette vérité était d'ailleurs confirmée par l'expérience de tous les siècles, sans exception aucune.

Bien plus, il est toujours arrivé que les fondateurs charitables qui ont aimé les pauvres et pratiqué les vertus évangéliques, tels que Jean-de-Dieu, François d'Assise, l'abbé de la Salle, l'abbé de Létrange, dernier fondateur des trappistes, ont été victimes des calomnies et des vexations des mauvais frères astucieux et hypocrites qu'ils avaient reçus charitablement.

En effet, tant que les communautés religieuses pratiquent, conformément à l'Évangile, la pauvreté volontaire, *collective et individuelle,* elles peuvent faire quelque bien ; mais sitôt que les richesses s'y sont introduites, il en est des couvents comme de la boîte de Pandore, il n'en peut sortir que du mal.

1840. — École primaire et noviciat de frères hospitaliers de Saint-Jean-de-Dieu. — 3e *Fondation.*

En quittant Marseille, je me rendis à Toulon, accompagné de Joseph Pouteau, l'un de mes frères hospitaliers.

Mon intention était de fonder dans cette ville une congrégation de frères hospitaliers de Saint-Jean-de-Dieu, pour consoler, soigner et servir, dans les bagnes, les infortunés aliénés condamnés par erreur aux travaux forcés ; mais il nous fut impossible de surmonter les obstacles qui s'opposèrent à l'exécution de ce projet.

Triste et désappointé, je m'acheminai seul vers le département de la Drôme. Arrivé à Saint-Paul-trois-Châteaux, je voulus fonder un hospice pour les pauvres aliénés dans un ancien couvent situé dans les faubourgs de cette ville. Mais les autorités et les habitants ayant peur des pauvres aliénés, s'y opposèrent vivement, et me demandèrent la fondation d'une école primaire.

J'acquiesçai à cette demande, dans l'intention de former un noviciat de frères hospitaliers de Saint-Jean-de-Dieu, qui serviraient aux écoles et aux hospices d'aliénés.

Ainsi, j'ouvris une école primaire et un noviciat de frères enseignants et hospitaliers dans l'ancien couvent des Dominicains.

Je faisais moi-même la leçon aux enfants les plus grands, et François Vissac, l'un de mes frères hospitaliers venu de Marseille, faisait la leçon aux plus petits.

Le produit des quêtes que j'avais établies et les dons de plusieurs de mes amis faisaient face à toutes les dépenses.

Enfin, lorsque l'école primaire et le noviciat des frères enseignants et hospitaliers furent fondés et que la partie du couvent que j'avais acquise fut payée, je partis avec plusieurs de mes frères hospitaliers pour me rendre dans le département de la Lozère, dans l'intention d'y fonder des hospices pour les aliénés.

L'école primaire et le noviciat des frères enseignants que j'ai fondés à Saint-Paul-trois-Châteaux existent, et la propriété mobilière et immobilière de l'établissement, fondé avec le produit des quêtes, appartient à la commune, suivant l'intention et la volonté du véritable fondateur.

1831. — Écoles primaires dans les départements de la Lozère et de l'Aveyron. — 4e *Fondation.*

Arrivé dans le département de la Lozère, accompagné de plusieurs frères hospitaliers, je voulais commencer par fonder des hospices, afin de pouvoir retirer les pauvres aliénés, — hommes et femmes, — qui se trouvaient enfermés dans les prisons et dans des loges d'hopitaux ; mais les autorités et les habitants me demandèrent aussi des écoles primaires, qui manquaient effectivement partout, car le département de la Lozère est excessivement pauvre.

J'acquiesçai encore à cette demande, et je fondai les écoles primaires de Mende, de Saint-Chely, de Saugues, Bedouès et autres.

Je fondai aussi à Vayreau (Aveyron) la congrégation des sœurs de Saint-Joseph, pour l'enseignement des petites filles pauvres. Cette congrégation est maintenant très nombreuse, et fournit des institutrices à un grand nombre de paroisses.

Je fondai encore pour le même objet la congrégation des sœurs enseignantes d'Arzenc (Lozère).

1831. — Hospice d'Aliénés au Chayla-Danse (Lozère). — 5e *Fondation.*

Cependant, comme ma plus grande sollicitude était toujours pour les pauvres aliénés, qui étaient et sont encore les plus malheureux et les plus souffrants des hommes, je cherchais partout quelque vieux château abandonné pour y fonder un hospice. Mais, comme je ne possédais plus rien, et que je n'avais ni argent ni crédit, ce n'était pas pour moi chose facile de louer ou d'acheter des maisons.

Enfin, à force de courir et de chercher, je trouvai le vieux château de Chayla-Danse situé sur les plus hautes montagnes de la Lozère : Ce fut là que je fondai le premier hospice pour les pauvres et trop malheureux aliénés.

Je m'empressai de retirer les pauvres aliénés qui se trouvaient dans les prisons de la Lozère et des départements circonvoisins. Je recevais aussi tous ceux qu'on m'amenait, et j'allais en chercher moi-même dans des pays éloignés.

Je recevais aussi gratuitement et sans dot tous les novices qui voulaient se consacrer au service des pauvres aliénés.

Le produit des quêtes, que je faisais moi-même ou que je faisais faire par mes frères hospitaliers, suffisait pour toutes les dépenses, car moi-même, selon le régime que j'avais adopté, je me contentais pour toute nourriture de pain noir et d'eau, et d'une chaise pour lit ; et presque tous mes frères hospitaliers suivaient alors mon exemple.

Cependant, après plusieurs années d'existence, à cause de la rigueur du climat et d'autres inconvénients, je fis transférer l'hospice du Chayla-Danse au château de Champagneu, près Lyon.

Les frères qui m'aidèrent le plus dans les fondations de la Lozère, qui furent le fondement des autres qui suivirent, furent : Jacques Huc, Guilhaume Reversac, François Vissac, Augustin Brunel, Pierre Payan, Auriac, Unal, Berlaët, Pautard, Louis Pourtier, Victor, Gardès, Armand Sourd, Pagès et autres.

1841. — Hospice de Saint-Alban (Lozère), pour les femmes aliénées. — 6e *Fondation*.

Après avoir retiré les pauvres aliénés des prisons de la Lozère et des départements voisins, je m'empressai de chercher quelque autre vieux château à vendre ou à louer, pour pouvoir retirer les femmes aliénées. J'eus le bonheur de trouver à Saint-Alban un vieux château inhabité et tombant en ruines. On consentit à me le vendre à bas prix et payable à des termes éloignés.

J'achetai donc ce vieux château. Je reçus ensuite plusieurs veuves et filles qui voulurent bien se dévouer à soigner et servir les pauvres aliénées, et je les envoyai à Mende pour délivrer celles qui se trouvaient dans les prisons et les amener au château de Saint-Alban.

Je pus fournir à toutes les dépenses de la fondation par le produit des quêtes que j'avais établies et par les profits sur les pensions des aliénées au compte des départements et des familles.

Ensuite, lors de la translation de l'hospice d'aliénés du Chayla-Danse au château de Champagneu, près Lyon, je cédai l'hospice d'aliénés de Saint-Alban au département de la Lozère.

Un excellent préfet, M. de Valdenuit, et le général Brun de Villeret, président du conseil général du département, ont puissamment contribué à la conservation et à la prospérité de cet établissement, qui donne asile maintenant à plus de trois cents aliénées de toutes les contrées de la France.

1830. — Hospice pour des aliénés, idiots et estropiés, à Paris, rue des Postes, 24, maintenant transféré rue Oudinot, 19. — 7e *Fondation*.

Je fis partir de l'hospice du Chayla-Danse plusieurs de mes frères hospitaliers, à l'effet de se rendre à Paris pour y étudier la pharmacie et la chirurgie, et ouvrir en même temps un petit hospice pour quelques aliénés tranquilles, estropiés ou idiots.

Arrivés à Paris, ils occupèrent d'abord une partie de maison, rue Notre-Dame-des-Champs, et louèrent ensuite la maison no 24, de la rue des Postes.

Le professeur Dupuytrein, auquel je les avais recommandés, se faisait un plaisir de les instruire dans la théorie et la pratique de la chirurgie, et le professeur Clarion dans la pratique et la théorie de la pharmacie.

Je vins moi-même à Paris bientôt après, et, avant de partir du Chayla-Danse, l'excellent préfet de la Lozère, M. Valdenuit, voulut bien me remettre une lettre de recommandation dont la teneur suit :

« Le préfet du département de la Lozère,

» *Au Directeur-général des Etablissements d'utilité publique, au ministère de l'Intérieur.*

» Monsieur le Directeur général,

» Le frère Hilarion (Joseph-Xavier Tissot), de la congrégation de Saint-Jean-de-Dieu, a conçu le projet d'établir dans ce département une maison de refuge pour les aliénés. J'ai calculé l'utilité que cette maison présenterait aux départements voisins et les av...res qui pourraient en résulter pour la Lozère. J'ai vu avec satisfactio..., sans autres ressources que les sentiments d'une piété ardente, *il a obtenu de la charité publique les moyens de nourrir, depuis plus d'un an, de vêtir et de soigner environ quarante insensés, et vingt à vingt-cinq frères qu'il a su déterminer à se consacrer à cette œuvre de bienfaisance.*

» Plusieurs insensés, *guéris par les soins attentifs et les bons traitements* qu'ils ont reçus, et renvoyés chez leurs parents, ont inspiré une telle confiance, que plusieurs préfets m'ont écrit et ont envoyé des fous qui troublaient la tranquillité publique.

» Je m'applaudis d'avoir concouru à un établissement aussi précieux, en faveur d'une classe malheureusement trop nombreuse, et que les administrateurs, faute de moyens, sont obligés d'abandonner au milieu de la société. J'ai attendu la session du conseil général avant d'écrire à son excellence le ministre de l'Intérieur, et de solliciter les secours du gouvernement. Je me borne aujourd'hui à réclamer vos bontés et votre appui pour le frère Hilarion et pour de jeunes frères qu'il a envoyés à Paris pour étudier la chirurgie et la pharmacie, et acquérir des connaissances nécessaires à l'exécution de ses projets.

» Je compte également sur son zèle pour établir *l'instruction primaire qui est toute à créer*. Veuillez l'entendre et prévenir en sa faveur son excellence le ministre de l'Intérieur.

» Monseigneur l'Evêque de Mende se joint à moi.

» J'ai l'honneur d'être, avec une parfaite considération,
Monsieur le Directeur-général,
Votre très humble et très obéissant serviteur,
DE VALDENUIT. »

Je reçus aussi, à peu près dans le même temps, un bref du pape

Pie VII, auquel j'avais écrit pour nous prémunir contre l'esprit de domination et de persécution dont nous étions menacés, mes frères hospitaliers et moi, par le nouvel évêque de Mende, Monseigneur de la Brunière; Monseigneur de Mons, son prédécesseur, nous avait protégés.

Le bref du pape Pie VII est ainsi conçu:

« Pie VII, pape,

» *A notre très cher fils Hilarion Tissot, de l'ordre de Saint-Jean-de-Dieu.*

» Cher fils, salut et bénédiction apostolique,

» Nous avons reçu avec une douce satisfaction le témoignage de votre dévouement, que vous avez bien voulu nous donner par vos lettres du 25 avril, et nous vous félicitons de ce que l'institut de charité fondé par Jean-de-Dieu, de très sainte mémoire, soit par vos soins rétabli en France. Votre œuvre nous est d'autant plus agréable, que nous y voyons de grands avantages, non-seulement pour la santé corporelle, mais encore pour le salut spirituel et éternel des fidèles.

» Avec le témoignage de notre bienveillance pour vous et pour tous les compagnons de vos travaux, nous vous donnons de tout notre cœur notre bénédiction apostolique.

» Donné à Rome, près Sainte-Marie-Majeure, le 18 juin 1823, l'an 24 de notre pontificat.   *Signé:* RAPHAEL MAZIO,
Secrétaire des Lettres Latines.

Après un court séjour à Paris, je retournai au Chayla-Danse, et je ne revins dans la capitale qu'après avoir fondé de nouveaux hospices d'aliénés dans le midi.

L'hospice de Paris a été fondé par le moyen des quêtes que j'ai établies dans la ville, au dehors, et dans les départements circonvoisins, et par les fruits de mes travaux et de mon industrie, comme auteur ou éditeur d'un grand nombre d'ouvrages et de plusieurs journaux.

Cet hospice appartient de droit à la ville de Paris et au département de la Seine, suivant la volonté du fondateur. Je l'ai toujours destiné aux aliénés tranquilles, estropiés, idiots, *les plus pauvres et les plus délaissés* qui se trouvent parmi les aliénés *gâteux* de Bicêtre, et qui sont les plus souffrants et les plus malheureux.

Quoique la destination de cet hospice ait été frauduleusement changée, quoique le produit des quêtes et des revenus que j'avais établis pour la nourriture et l'entretien des aliénés les plus pauvres, les plus délaissés, les plus malheureux, les plus souffrants, aient été et soient encore cruellement volés et dilapidés; quoique des tentatives de vol et d'usurpation de la propriété de cet hospice aient été faites, et que, dans ce but coupable, des trames frauduleuses et criminelles aient été ourdies, il est de fait, cependant, qu'aucun individu quelconque, ni aucune congrégation religieuse ou autre n'y ont aucun droit.

Il est vrai qu'en mon absence et pendant que j'étais occupé à fonder d'autres hospices dans le midi, un individu cupide, astucieux et hypocrite, que j'avais eu le malheur de recevoir au nombre de mes frères hospitaliers de Saint-Jean-de-Dieu, aidé et assisté par plusieurs complices, a voulu usurper cet hospice, en a dilapidé les revenus, en a changé la destination, l'a transformé en un hôtel garni, avec restaurant, sous l'enseigne charlatanique de *maison de santé*, le fait exploiter depuis des années par ses complices, et servir par des laquais en robes noires, soi-disant frères hospitaliers de Saint-Jean-de-Dieu, et que, pour couvrir son usurpation, ses fraudes et ses dilapidations, il s'est fait passer pour un ancien général en retraite, ayant deux cent mille francs de rente. Il a porté illégalement deux décorations étrangères sans brevet, et la décoration de la Légion-d'Honneur avec un brevet falsifié : il se faisait annoncer, il y a peu de temps, dans la *Gazette de France* et dans le journal l'*Univers* comme un officier blessé et décoré, ayant le projet de fonder à Marseille un autre hôtel garni et restaurant servi aussi par des laquais en robes noires se disant frères de Saint-Jean-de-Dieu ; mais il est de fait que cet individu, qui, en mon absence, a voulu se faire passer pour fondateur des frères de Saint-Jean-de-Dieu et des hospices que j'ai fondés, n'était, quand je le reçus, qu'un pauvre officier réformé avec une petite pension de six cents francs. Il est certain que, trompé par son astuce et son hypocrisie, je le reçus gratuitement avec charité et que je l'engageai à céder sa petite pension à son frère aîné, qui était pauvre et avait beaucoup d'enfants, et à un jeune homme de Marseille, qu'il avait estropié à coups de sabre dans un accès de folie. Il est certain aussi que, pour couvrir leurs fraudes et leurs usurpations, lui et ses complices ont répandu et fait répandre en mon absence, et pendant que j'étais occupé à fonder d'autres hospices dans le midi, mille infâmes calomnies contre moi et contre les plus anciens frères hospitaliers qui m'ont le plus aidé dans mes fondations. Mais ma présence à Paris l'ayant démasqué, il a pris la fuite, et il est allé se réfugier dans l'étranger.

Je mets l'hospice de la rue Oudinot, 19, que j'ai fondé pour les aliénés estropiés et idiots à retirer du quartier des *gâteux* de Bicêtre, sous la protection, la surveillance et la sauvegarde du gouvernement, des autorités locales et des habitants de Paris, de Versailles et des départements circonvoisins, qui ont contribué à toutes les dépenses de la fondation.

CALOMNIES ET PERSÉCUTIONS.

En 1824, voulant me prémunir contre l'esprit de domination et de persécution dont j'étais menacé de la part de Monseigneur de Quelen, archevêque de Paris, qui n'aimait pas les pauvres, et dont le luxe et l'avarice étaient connus de tous, j'écrivis au pape Léon XII pour obtenir sa protection et sa bienveillance pour mes pauvres aliénés, mes bons frères hospitaliers et moi. En réponse, je reçus le bref qui suit :

« Léon XII, pape,

» *A notre très cher fils Hilarion Tissot, de l'ordre de Saint-Jean-de-Dieu.*

» Cher fils, salut et bénédiction apostolique.

» Les marques d'obéissance et de dévouement envers nous, exprimées dans vos lettres du 19 août, nous les avons reçues avec un cœur plein de bonté et une entière bienveillance. Votre ordre de Saint-Jean-de-Dieu, dont nous connaissons la grande utilité pour la guérison des âmes et du corps, nous le prenons sous une affection et une protection particulières. Nous nous réjouissons vivement qu'il soit établi dans le royaume de France, et qu'il y ait de belles espérances que vos travaux et vos soins se propageront chaque jour de plus en plus. Et dans les sentiments d'une affection spéciale pour vous et vos confrères, nous vous donnons de tout notre cœur notre bénédiction apostolique.

» Donné à Rome, près Saint-Pierre, le 10 novembre 1821, l'an 2 de notre pontificat.

Signé : RAPHAEL MAZIO,
Secrétaire des Lettres Latines.»

J'avais écrit en même temps au cardinal Doria-Pamphìli, dont je reçus la réponse suivante :

» *Lettre de S. E. le cardinal Doria Pamphili, au R. P. Hilarion Tissot, supérieur et fondateur des frères hospitaliers de Saint-Jean-de-Dieu, en France.*

«Mon révérend Père,

» C'est avec la plus grande satisfaction que je viens de recevoir votre très obligeante lettre du 19 août. Je m'empresse de vous répondre pour vous témoigner la vive joie que j'ai éprouvée en apprenant le succès heureux dont vous vous flattez à l'égard de nouvelles fondations d'hôpitaux, non-seulement pour la France, mais aussi dans des contrées bien plus éloignées. C'est sans doute le service le plus essentiel que l'on puisse rendre à l'humanité, comme à la religion, d'autant plus, si vous réussissez dans votre projet d'écarter et de détruire les maximes dangereuses qui se sont glissées dans les études de la médecine.

» Vous sentez bien, mon révérend Père, combien je dois m'intéresser à des espérances si flatteuses, et combien je dois aussi vous estimer pour toutes les peines que vous vous donnez par rapport à cet objet important. Dans ma qualité de supérieur de l'ordre, jouissant en même temps des prérogatives du général, je ne puis pas être indifférent à des résultats aussi positifs.

» Je me ferai un devoir d'en instruire au plus tôt notre très saint Père, et je puis vous assurer de son entière satisfaction. Continuez donc, mon révérend Père, votre entreprise très utile à tous égards, et soyez persuadé que je serai toujours avec une parfaite estime,

Mon révérend Père,

Votre très affectionné,

G. cardinal DORIA PAMPHILI. »
A Rome, 14 septembre 1821.

Tout cela n'empêcha point Monseigneur de Quelen, qui m'avait pris en haine parce que j'avais critiqué son luxe dans un journal que je publiais alors, d'inventer contre moi mille infâmes calomnies, comme c'est l'ordinaire en religion, et de me susciter des persécutions et des obstacles jusqu'en 1830, époque à laquelle il fut rudement et justement frappé, lui, son luxe et son avarice, par la justice divine.

1824. — Hospice provisoire pour les aliénés, à Montbrison (Loire). — 8e *Fondation.*

Comme nos pauvres aliénés, mes bons frères hospitaliers et moi, nous avions beaucoup à souffrir, au Chayla-Danse, de la rigueur du

climat et des tracasseries du nouvel évêque, M. Druley de la Brunière, je me décidai à transférer cet hospice dans quelqu'autre département, sous un climat plus tempéré et plus supportable, tout en
regrettant de m'éloigner de nos bons amis et protecteurs, le préfet,
M. de Valdenuit, et le général Brun de Villeret.

Dans ce dessein, je m'acheminai vers Lyon. Mais, en passant à
Montbrison, le préfet de la Loire et particulièrement M. de Meaux,
maire de Montbrison, m'engagèrent à accepter l'ancien couvent de
Savigneu, propriété départementale située près de la ville.

Manquant d'argent et de crédit et ignorant si je trouverais à Lyon
quelque local convenable que l'on consentît à me vendre ou louer,
j'acceptai l'ancien couvent de Savigneu, et je m'empressai d'y faire
amener mes pauvres aliénés du Chayla-Danse avec tout le fonds de
cet hospice, mais l'insanité de ce nouveau pays et les ravages d'une
fièvre typhoïde m'obligèrent, quelque temps après, à renoncer au
couvent de Savigneu et à transférer le fonds de l'hospice et les aliénés au château de Champagneu.

Plusieurs de mes meilleurs frères hospitaliers et notamment Jean
Pautard et Etienne Malaval, moururent saintement, en servant les
malades.

**1824. — Hospice de Champagneu, près Lyon, pour les
hommes aliénés. — 9e *Fondation*.**

Arrivé à Lyon, j'eus le bonheur de faire d'abord l'acquisition
d'une vaste maison, avec cours et jardins, située dans un faubourg
de la Guillotière, rue de Grenoble, laquelle me fut vendue par
M. Orcel, ancien commerçant, et payable à des termes éloignés.

Sitôt que le marché fut fait, M. Guérin, riche banquier de Lyon,
qui possédait vis-à-vis une agréable *villa*, l'ayant appris, et redou-
tant le voisinage des aliénés, m'offrit une indemnité de dix mille
francs si je voulais consentir à fonder ailleurs mon hospice d'aliénés.
C'était là un bienfait de la Providence qui venait me secourir.

J'acceptai les dix mille francs de M. Guérin, qui me furent comp-
tés par M. Coste, son neveu, alors agent de change à Lyon, et bientôt après, je revendis la maison Orcel, sur laquelle j'eus un bénéfice
de trois mille francs ; ce qui me fit une somme totale de treize mille
francs, laquelle me servit à faire le premier paiement du château
de Champagneu, près Lyon, que j'achetai de M. Delasalle, au prix
de 98,000 francs, et à me procurer les premiers meubles pour l'ouverture de l'hospice.

C'est ensuite avec le fonds de l'hospice de Chayla-Danse et de
celui de Montbrison que je jetai, au château de Champagneu, les
fondements du grand établissement d'aliénés qui y existe maintenant.

Les conseils généraux des départements de l'Ardèche, de la Drôme,
de la Loire et du Gard avaient déjà voté de me confier leurs aliénés.

J'établis en même temps à Lyon et dans tous les départements
voisins et même très éloignés et jusqu'en Belgique, des quêtes abondantes pour faire face à cette grande fondation.

Par ces moyens et les profits sur les pensions des aliénés riches
et sur celles des aliénés pauvres au compte des départements, l'éta-

blissement d'aliénés de Champagneu est devenu l'un des plus considérables qui existent en France: il renferme un grand nombre d'aliénés, avec de vastes bâtiments, des jardins, des vergers, des prairies et des terres de grande étendue.

Cependant, il est malheureux de pouvoir dire que plusieurs individus que j'avais reçus gratuitement et avec charité au nombre de mes frères hospitaliers de Saint-Jean-de-Dieu, se trouvant le cœur rempli de mauvaise foi, d'ambition et d'hypocrisie, profitant de mon absence, pendant que j'étais occupé à fonder d'autres hospices d'aliénés en Auvergne, ont renvoyé cruellement de Champagneu les pauvres aliénés qui ne pouvaient payer pension, tout en continuant les quêtes que j'avais établies pour ces infortunés; ont forcé mes plus anciens et mes meilleurs frères hospitaliers, par calomnies, menaces et vexations, à s'en aller; ont causé la mort d'un grand nombre de pauvres aliénés et occasionné de nombreux suicides, devenus très fréquents, faute de soins et de consolations, dont aucun exemple n'avait eu lieu pendant tout le temps que cet hospice resta sous ma direction. La fureur du suicide commença même par les prêtres, dont le premier se précipita d'une fenêtre élevée et le second se pendit dans sa chambre.

Bien plus, on a poussé l'audace et la mauvaise foi jusqu'à vouloir usurper la propriété immobilière de l'hospice, et pour cela, on a commis des abus de confiance, on a rempli frauduleusement un blanc-seing qu'on m'avait subtilisé sous de faux prétextes; on a fabriqué de fausses signatures et de faux actes, qu'on a déposés dans les études de deux notaires de Lyon.

Tous ces faits sont connus et de notoriété publique, à Lyon principalement, et c'est avec une profonde douleur et dans l'intérêt de l'humanité que je les révèle ici.

Au reste, j'ai fondé le grand hospice d'aliénés de Champagneu pour les aliénés *les plus pauvres et les plus délaissés*, non pour les pauvres aliénés qui sont au compte des départements, dont les pensions présentent des bénéfices considérables, outre qu'on exploite ces malheureux par les travaux forcés non salariés qu'on leur impose, mais *les pauvres aliénés tout-à-fait abandonnés, ou qui, appartenant à des familles pauvres, n'ont ni amis ni protecteurs assez influents* pour pouvoir les faire admettre au compte des départements: bien entendu que, si, au commencement de chacune de mes fondations, j'ai reçu quelques aliénés riches, ce n'a été que provisoirement et pour faire servir les profits de leurs pensions à secourir les aliénés les plus pauvres et les plus délaissés; car il est certain que, hors les cas passagers et de nécessité, les véritables frères hospitaliers ne doivent soigner et servir que les malades et les aliénés pauvres, par charité et gratuitement, conformément à l'Évangile.

Et en effet, c'est une honte pour des soi-disant frères hospitaliers de Saint-Jean-de-Dieu, d'abandonner les aliénés pauvres pour courir après l'argent des riches, exploiter leur malheur et faire concurrence, en robe noire, à leurs laquais; mais ce qui est une horreur, un crime, un vol sacrilége et homicide, c'est de soustraire frauduleusement le produit des quêtes et les aumônes de la charité publique deslinées aux aliénés pauvres et de les employer à satisfaire des passions mauvaises, de les envoyer à l'étranger, de faire construire, pour les aliénés riches et par charlatanisme, des bâtiments et des chapelles de luxe et de vanité, d'acheter des chevaux, des voitures et des meubles de luxe, parce que tout ce vain apparat de luxe est une dérision et une insulte pour les aliénés pauvres et une cause de monomanie orgueilleuse et d'incurabilité pour les aliénés riches.

Je le répète, c'est pour les aliénés les plus pauvres, les plus souffrants, les plus malheureux et les plus délaissés de tous les pays, que j'ai fondé l'hospice de Champagneu. Quelque fraude, quelque trame qu'on ait pu ourdir, il est sûr et certain que personne au monde, ni individu, ni congrégation, n'ont le droit de se l'approprier. Les faux frères hospitaliers qui en ont usurpé l'administration et qui en dilapident les revenus, qui sont très considérables, n'y ont rien apporté. Je les ai reçus gratuitement et avec charité, et ils m'ont trompé.

Ce grand hospice d'aliénés de Champagneu, fruit de mes travaux, de mes veilles, de mon industrie et de mon dévouement pour l'humanité souffrante, et qui vaut près d'un million, je le mets, comme fondateur, et avec la destination que je lui ai donnée, sous la protection, la surveillance et la sauvegarde du gouvernement, des autorités locales et de tous les habitants de Lyon, lesquels ont tous contribué annuellement à sa fondation et à son entretien, par suite des quêtes que j'ai établies dès les commencements et qui ont été et sont encore continuées.

Les bons frères hospitaliers qui m'ont le plus aidé dans cette fondation sont Jean Paulard, Augustin Brunel, François Vissac, Albepart, Pierre Payan, Auriac, Charles Salart, Victor, Louis Pourtier, Gardès, Etienne Malaval et autres.

1824. — Hospice Saint-Lazare pour les hommes aliénés à Bourg (Ain). — 10e *Fondation*.

Pendant que j'étais occupé à fonder l'hospice d'aliénés de Champagneu, j'appris avec douleur que les pauvres aliénés du département de l'Ain se trouvaient enfermés, hommes et femmes, comme des animaux féroces, dans des cabanons insalubres, que l'on avait construits dans une cour du séminaire de Brou. Je m'empressai d'aller les secourir.

A cet effet, je me rendis à Bourg. Le conseil général du département était assemblé. Je fus me présenter à la séance, accompagné d'un de mes frères hospitaliers, Charles Salart de Paris, et j'exposai succinctement le projet que j'avais conçu, de fonder dans la ville de Bourg deux hospices, l'un pour les hommes, l'autre pour les femmes, qui se trouvaient enfermés au séminaire de Brou, dans l'état le plus déplorable.

Ma proposition fut accueillie en partie. Le conseil général du département de l'Ain vota séance tenante de m'accorder pour l'hospice des hommes :

1° L'ancien couvent des lazaristes avec cours et jardins;

2º Les matériaux des cabanons du séminaire de Brou, qui seraient démolis ;

3º Et une somme de vingt-cinq mille francs, qui serait employée en de nouvelles construc ions au couvent des lazaristes.

Par le moyen de ce vote, je pus fonder l'hospice de Saint-Lazare pour les hommes aliénés et retirer tous ceux qui se trouvaient enfermés et traités au séminaire de Brou, comme des animaux immondes.

Cet hospice départemental renferme maintenant plusieurs centaines d'aliénés.

Les bons frères hospitaliers qui m'aidèrent le plus dans cette fondation furent Charles Sa'art, François Vissac, Auriac, Pierre Payan et autres, ces deux derniers, qui se succédèrent dans les fonctions de directeur de cet hospice, moururent successivement l'un après l'autre par excès de travail, de veilles, de zèle et de dévouement.

Plus tard, en 1830, l'administration départementale s'étant aperçue que les faux frères hospitaliers de Saint-Jean-de-Dieu, qui servaient alors cet hospice et qui n'était plus sous ma direction, volaient quatre mille francs par an sur les pensions des pauvres aliénés, qui n'étaient alors que de 180 fr. et les faisaient mourir de faim, les fit chasser de cet hospice et les fit remplacer par des sœurs hospitalières, qui, de leur côté aussi, n'ont pas mis beaucoup de zèle à le faire prospérer.

1824. — Hospice Sainte-Madeleine pour les femmes aliénées, à Bourg (Ain). — IIe *Fondation*.

Le conseil général du département de l'Ain, qui ne comprenait pas les inconvénients qu'il y avait à réunir les aliénés des deux sexes dans un même établissement, et cherchant de plus une économie mal entendue, laissa à ma charge la fondation d'un hospice à Bourg, pour les femmes aliénées.

J'achetai donc pour cet objet, à Bourg, deux maisons contiguës, avec cours et jardins, situées dans l'un des faubourgs de la ville. Après y avoir fait faire les dispositions convenables, je m'empressai de faire retirer par mes sœurs hospitalières les pauvres aliénées qui étaient enfermées dans les cabanons du séminaire de Brou et de les faire servir et soigner par elles avec charité et dévouement.

Comme toujours, j'avais destiné cet hospice spécialement aux aliénées *les plus pauvres et les plus délaissées* et à celles au compte du département et dont les pensions étaient alors fixées à 180 fr. par an. Il était dans un état prospère, il s'agrandissait tous les jours, et mes sœurs hospitalières s'acquittaient parfaitement de leurs fonctions charitables, lorsqu'une autre congrégation du pays, dite de Saint-Joseph, par envie, par jalousie, par ambition et par cupidité, quoique déjà très riche, parvint, en mon absence, à force d'intrigues et de machinations, contre ma volonté, la volonté du fondateur, à s'emparer de cet hospice et à en détourner la destination charitable.

Dès lors, les aliénées les plus pauvres et les plus délaissées en furent exclues et furent remplacées par les aliénées les plus riches. Un grand luxe, un luxe désordonné et scandaleux, fut établi pour ces dernières au préjudice des aliénées les plus pauvres, les plus malheureuses et les plus souffrantes. N'osant pas renvoyer celles qui étaient au compte du département, ces infortunées furent réléguées dans un quartier séparé, et traitées avec mépris et négligence et employées à des travaux forcés non salariés.

Maintenant, cet hospice Sainte-Madeleine, qui vaut près d'un million, renferme un grand nombre d'aliénées riches payant de fortes pensions, contrairement à l'Evangile, qui veut que les véritables sœurs hospitalières soignent et servent non les malades riches, mais au contraire les plus pauvres et les plus délaissées; les aliénées riches, avec leur argent, ne pouvant manquer ni de serviteurs ni de servantes.

Il est vrai que, depuis peu de temps, l'autorité a obligé ces sœurs de Saint-Joseph à recevoir des aliénées pauvres au compte des départements et particulièrement un certain nombre de ces infortunées, extraites de l'hospice de la Salpétrière de Paris, et pour lesquelles elles exigent des pensions qui, en masse, présentent des bénéfices considérables, outre que les pauvres aliénées sont là comme partou exploitées par un travail forcé et non salarié.

1835. — Hospice de Lommelet, près Lille (Nord), pour les hommes aliénés. — 12e *Fondation*.

Après avoir fondé l'hospice d'aliénés de Champagneu et les deux autres de Bourg-en-Bresse, je vins à Paris pour donner plus d'activité et d'extension à l'hospice que j'avais fondé antérieurement, rue des Postes, no 24, presser mes frères hospitaliers dans leurs études en pharmacie et en chirurgie et recevoir en même temps quelques idiots et aliénés tranquilles.

Mais à cette époque, me trouvant gêné pour faire face aux dettes considérables que j'avais contractées à Lyon, pour la fondation de l'hospice de Champagneu et la construction des bâtiments, je me décidai à fonder un nouvel hospice à Lommelet, près Lille (Nord), afin de pouvoir établir des quêtes subsidiaires dans les départements du Nord et en Belgique.

Dans ce but, je me rendis à Lille et je fis l'acquisition d'un château qui me fut proposé par M. Delafontaine, notaire à Lille. Le prix était de trente-deux mille francs; mais comme je manquais d'argent, M. Delafontaine obtint des termes suffisants, et voulut bien me prêter une somme de quatre mille francs, que le propriétaire du château exigeait pour la garantie de la vente.

Sitôt que cette opération fut terminée, je m'empressai d'établir des quêtes à Lille, dans tout le département du Nord, dans tous les départements circonvoisins et en Belgique. Le premier frère quêteur, Augustin Brunel, que j'envoyai en Belgique, apporta, au bout de quelque jours, une somme de dix-huit mille francs, produit de sa quête.

En effet, toutes ces quêtes furent très abondantes et le produit me servit, non-seulement à acquitter le prix du château de Lommelet, mais aussi à payer les dettes considérables que j'avais contractées à Lyon pour la fondation de l'hospice de Champagneu.

L'hospice de Lommelet, par le moyen des revenus que j'y ai établis, est devenu, malgré les vols et les dilapidations énormes qui y ont eu lieu, un établissement colossal. Il renferme un grand nombre d'aliénés payant de fortes pensions et vaut peut-être plus d'un million.

Du reste, cet hospice, comme tous ceux que j'ai fondés, appartient spécialement *aux aliénés les plus pauvres et les plus délaissés de tous les pays*, et ce serait un crime, un vol sacrilége et homicide, de vouloir en détourner la destination, contrairement à l'intention et à la volonté du fondateur.

Il est vrai que de faux frères de Saint-Jean-de-Dieu ont voulu usurper frauduleusement la propriété de cet hospice, et que, pour cela, ils ont fabriqué un acte faux, sous-seing privé, avec une fausse signature, et l'ont déposé dans les minutes d'un notaire de Lyon, et ont ourdi d'autres trames frauduleuses dans le même but. Mais j'ai foi en la justice des tribunaux, et j'espère non-seulement que cet hospice ne sera pas volé, mais qu'il sera rétabli dans sa première et véritable destination, et administré par des hommes probes et instruits, nommés par les autorités locales et choisis parmi les hommes les plus recommandables du pays, suivant l'intention et la volonté du fondateur.

Mes frères hospitaliers qui m'ont le plus aidé dans la fondation de l'hospice de Lommelet, sont : Augustin Brunel, Louis Marie Pourtier, Desportes, Albepart, Gardès et autres.

Les faux frères de Saint-Jean-de-Dieu qui l'administrent n'y ont rien apporté. Je les ai reçus gratuitement, avec charité, et ils m'ont trompé.

Dans l'intérêt de la justice et de l'humanité, je mets cet hospice sous la protection, la surveillance et la sauvegarde du gouvernement, des magistrats, des autorités locales et de tous les habitants de Lille et des départements circonvoisins, qui, par leurs aumônes, ont tous contribué à sa fondation.

1845. — Essai d'un hospice d'aliénés à Toulouse (Haute-Garonne). — 13e *Fondation*.

J'étais continuellement sollicité par le désir de secourir les pauvres et trop malheureux aliénés. La nuit comme le jour, mon imagination me représentait toutes leurs souffrances. Je les voyais dans les prisons et dans les loges d'hôpitaux, enfermés, enchaînés, gissant nus sur un peu de paille brisée et en poussière, ne recevant un peu de nourriture, quand on y pensait, que par une petite ouverture pratiquée obliquement dans le mur de leur loge ou par le trou d'un guichet, privés de toute consolation, en proie à toutes les horreurs et les souffrances de l'ennui, livrés au désespoir le plus affreux, et complètement abandonnés de leurs parents et de leurs amis.

Je connaissais toute l'intensité des douleurs, des souffrances physiques et morales que ce cruel et coupable abandon sans fin et sans limites leur faisait éprouver. J'entendais dans mon âme les cris de détresse et de désespoir qu'ils poussaient avec force, lorsque l'excès de la souffrance ne les avait pas privés de l'usage de la parole, et plongés dans une tristesse affreuse, profonde et au-dessus de tous les supplices que les despotes les plus barbares et les plus cruels ont pu inventer.

C'est pourquoi je courais partout et dans toutes les contrées de la France pour secourir ces infortunés et améliorer et faire améliorer leur sort. Dans ce but, je me rendis à Toulouse. Je me procurai une maison provisoire, et j'y plaçai plusieurs de mes frères hospitaliers pour y commencer un hospice d'aliénés.

Mais, malgré la protection de l'archevêque, les obstacles, les oppositions, les calomnies qui se présentèrent au bout de quelque temps à l'encontre de mes frères hospitaliers, de la part du curé de la paroisse, m'obligèrent à les retirer et à renoncer à fonder un hospice d'aliénés à Toulouse.

Il est vrai, cependant, que mon ardeur à fonder des hospices d'aliénés eût été bien amoindrie et accompagnée de beaucoup de tristesse et de découragement, si j'avais pu prévoir alors que les médecins soi-disant aliénistes arriveraient bientôt, comme le fléau le plus terrible et le plus meurtrier qui eût jamais frappé les pauvres et trop malheureux aliénés ; car, il faut le dire, ces médecins aveugles, matérialistes ou hypocrites, en suite de leurs faux systèmes, n'emploient pour le traitement des aliénés que les moyens et les prétendus remèdes les plus absurdes, les plus ridicules, les plus barbares, les plus atroces et les plus meurtriers qu'il est possible d'imaginer, qui n'ont aucun rapport avec la maladie et ne peuvent avoir d'autres résultats que de porter ces infortunés au désespoir et au suicide, de les tuer ou de les rendre incurables, avec des tortures affreuses et épouvantables, autrefois en usage dans les cachots de l'inquisition, renouvelées et aggravées cruellement sous des noms différents, par les médecins soi-disant aliénistes.

1845. — Essai d'un hospice d'aliénés à Nantes (Loire-Inférieure). — 14e *Fondation*.

Comme partout, à Nantes et dans tout le département de la Loire-Inférieure, les pauvres aliénés se trouvaient enfermés et enchaînés dans les prisons et dans les hôpitaux. M. Alban de Villeneuve, préfet de ce département, m'écrivit pour m'engager à venir à Nantes et y fonder un hospice d'aliénés. Je me rendis à cette invitation et, arrivé dans cette ville, il mit à ma disposition de vastes bâtiments qui avaient été construits pour un dépôt de mendicité.

Mais le Conseil général du département, ayant besoin d'argent pour une autre destination, tenait à me faire payer le prix de ces bâtiments à des termes trop rapprochés. Cependant, j'y plaçai d'abord quelques-uns de mes frères hospitaliers. De pauvres aliénés y furent reçus, mais, après quelques mois d'essais, de réflexions et d'expériences, persuadé que je ne pourrais faire face aux payements exigés à courts termes par le Conseil général du département, je me décidai à renoncer à la fondation de cet hospice, et je fis transférer le fonds et les aliénés déjà reçus à mon grand hospice de Champagneu, près Lyon.

1837. — Hospice d'aliénés d'Auch (Gers). — 15e *Fondation*.

Il existait à Auch, département du Gers, une espèce de dépôt d'aliénés pour les deux sexes, où l'on mettait chaque année aux enchères et au rabais la fourniture des habillements, de la nourriture et des soins à donner à ces infortunés, lesquels étaient, certainement, plus maltraités que les animaux féroces dans les ménageries.

Le préfet du Gers m'écrivit de lui envoyer six des sœurs hospitalières que j'avais formées pour le service charitable des pauvres aliénés. Je les fis partir immédiatement de Paris pour se rendre à Auch, et sitôt arrivées, le préfet leur confia l'organisation et le service de l'hospice *départemental* d'aliénés qui existe maintenant et qui renferme un grand nombre de ces infortunés.

1837. — Hospice d'aliénés de Saint-Aubin (Côtes-du-Nord).— 16e *Fondation*.

Au milieu d'une forêt, dans le département des Côtes-du-Nord, on rencontrait un ancien couvent appelé Saint-Aubin, appartenant à l'évêché de Saint-Brieuc. L'évêque d'alors me fit proposer par un de mes frères hospitaliers, Régis Berlaët, qu'il avait vu en quête à Saint-Brieuc, d'y fonder un hospice pour les aliénés pauvres, avec la condition d'y recevoir aussi des prêtres interdits.

J'acceptai la proposition, et j'envoyai sur les lieux pour commencer la fondation, le même frère Régis Berlaët avec plusieurs autres.

La fondation réussit provisoirement. Les quêtes que j'avais déjà établies dans le département des Côtes-du-Nord et les départements circonvoisins, devinrent d'autant plus abondantes.

Suite. — Hospice pour les hommes aliénés à Lehon, près Dinan (Côtes-du-Nord). — 17e *Fondation*.

Mais au bout de quelques années, les bâtiments de Saint-Aubin se trouvant de difficile accès en hiver et insuffisants pour le nombre d'aliénés qui y étaient amenés, l'hospice de Saint-Aubin fut transféré à Lehon, près Dinan.

Le produit des quêtes que j'avais établies dans le département des Côtes-du-Nord et dans les départements circonvoisins, joint aux profits sur les pensions des aliénés riches et des aliénés pauvres au compte des départements, et à des sommes considérables prises dans les caisses de Champagneu et de Lommelet, ont fait tous les frais de ce grand établissement, lequel renferme un grand nombre d'aliénés, et vaut près d'un million.

Cet hospice, comme les précédents, appartient de droit aux aliénés *les plus pauvres et les plus délaissés*, suivant l'intention et la volonté du véritable fondateur.

Dans l'intérêt de la justice et de l'humanité, je dois dire encore que des trames frauduleuses ont été ourdies par de faux frères de Saint-Jean-de-Dieu pour usurper individuellement la propriété de cet hospice, qu'ils en dilapident depuis longtemps les revenus, qui sont très considérables, au détriment des aliénés pauvres. Il est de fait que ces soi-disant frères hospitaliers n'y ont rien apporté et n'y ont aucun droit. Je les ai reçus gratuitement, avec charité, et ils m'ont trompé.

Il est certain aussi qu'aucune congrégation, autorisée ou non, ni aucun individu quelconque, n'ont le droit de se rendre maîtres de cet hospice, ni d'en changer la destination au préjudice des aliénés *les plus pauvres et les plus délaissés*, pour lesquels je l'ai spécialement fondé.

Je mets cet hospice comme les autres, sous la protection, la surveillance et la sauvegarde du Gouvernement, des autorités locales et des habitants des Côtes-du-Nord et des départements circonvoisins, qui ont tous contribué à sa fondation.

1827. — Hospice départemental de Quimper (Finistère). — 18e *Fondation*.

Les aliénés du département du Finistère encombraient les prisons et les hôpitaux, et se trouvaient partout dans l'état le plus déplorable. Le Conseil général de ce département, ayant voté des fonds pour faire construire un hospice départemental destiné à ces infortunés, la construction était déjà commencée lorsque le préfet, M. de Castellane, m'écrivit pour m'inviter à me rendre à Quimper, si je voulais bien, dans l'intérêt de l'humanité, me charger de l'organisation de cet hospice.

J'acceptai l'invitation et je partis de Paris pour me rendre sur les lieux.

Arrivé à Quimper, je vis avec regret que l'on avait déjà construit un certain nombre de loges ou cellules pour enfermer les infortunés aliénés, que la perte de leur liberté et la réclusion cellulaire rendent ordinairement incurables et portent au désespoir et au suicide. Mais, avec l'autorisation du préfet, je m'empressai de faire abattre toutes les cellules déjà construites, et je fis donner aux bâtiments une direction convenable.

Les constructions étant terminées suivant les dispositions que j'avais indiquées, j'envoyai à Quimper, de mon hospice de Paris, un nombre suffisant de mes frères hospitaliers pour organiser le service de l'hospice de Quimper, et pour soigner et servir charitablement les pauvres et malheureux aliénés.

Je chargeai de cette mission mes bons frères hospitaliers Charles Salart, Victor Dorrin et autres, et ils l'accomplirent parfaitement.

L'hospice départemental de Quimper renferme maintenant un grand nombre d'aliénés.

FONDATIONS D'HOSPICES D'ALIÉNÉS EN AUVERGNE.

Les pauvres aliénés de l'Auvergne se trouvaient aussi enfermés, enchaînés dans les prisons ou dans des dépôts ou loges d'hôpitaux, pires que les prisons.

En 1831, je vins à Clermont-Ferrand avec un bon nombre de mes frères hospitaliers. Ayant reçu aussi des sœurs hospitalières, j'ouvris deux hospices pour les aliénés les plus pauvres et les plus délaissés, l'un pour les femmes à Clermont-Ferrand (Puy-de-Dôme), l'autre pour les hommes à La Cellette (Corrèze). J'établis en même temps à Clermont-Ferrand une librairie dont les bénéfices considérables étaient destinés à secourir les pauvres aliénés.

Le général Brun de Villeret, mon ancien ami de la Lozère, commandait alors la division militaire, et résidait à Clermont-Ferrand ; et sa bienveillance et sa protection contribuèrent beaucoup à la fondation de mes hospices d'aliénés en Auvergne.

Plusieurs Conseils généraux de département, et notamment ceux du Tarn, de la Corrèze, de l'Allier et autres, votèrent de me confier leurs aliénés.

1831. — Hospice de Clermont-Ferrand pour les femmes aliénées. — 19e *Fondation.*

Dès mon arrivée à Clermont-Ferrand, je m'empressai de louer, dans le faubourg du bois de Cros, l'ancien château du gouverneur ; j'y plaçai mes sœurs hospitalières et je fis retirer des prisons toutes les femmes aliénées, pauvres et toutes celles qui se trouvaient dans les diverses communes des départements du Puy-de-Dôme et de la Corrèze.

M. Déjean, préfet du Puy-de-Dôme, contribua beaucoup à la prospérité de mes établissements humanitaires de l'Auvergne, de concert avec le général Brun de Villeret.

1831. — Hospice de La Cellette (Corrèze), pour les hommes aliénés. — 20e *Fondation.*

Pour fonder cet hospice, je fis l'acquisition d'un petit domaine où se trouvaient les ruines d'un ancien couvent appelé La Cellette, situé dans les montagnes de la Corrèze. Ensuite je m'empressai de retirer les pauvres aliénés qui se trouvaient enfermés dans les prisons des départements de la Corrèze, du Puy-de-Dôme et de l'Allier.

M. de Bondy, préfet de la Corrèze, et M. Thomas, son successeur, mirent beaucoup de zèle à la délivrance de ces infortunés. M. Déjean, préfet du Puy-de-Dôme, me confia, par un arrêté, d'abord douze aliénés du dépôt de Riom, et ensuite tous les pauvres aliénés qui s'y trouvaient encore.

Pour subvenir aux dépenses des deux fondations à Clermont-Ferrand et à la Cellette, j'employai : 1o Les profits considérables d'une librairie que j'avais établie, dirigée et exploitée à Paris, avec mes frères hospitaliers pendant plusieurs années ; 2o Le produit de plusieurs ouvrages que j'avais composés et publiés à Paris ; 3o Les profits considérables de la librairie que j'établis avec mes frères hospitaliers en arrivant à Clermont-Ferrand, faisant suite à celle de Paris ; 4o Les profits sur les pensions des aliénés au compte des départements et au compte des familles ; 5o Une somme de cinq mille francs que j'empruntai à la caisse de mon hospice de Champagneu, près Lyon ; 6o Une somme de sept mille francs, fournie à Paris par Charles Sallart, l'un de mes frères hospitaliers ; 7o Une somme de cinq mille francs, fournie en plusieurs années par un autre de mes frères hospitaliers, Félix Duret; 8° Une somme d'environ mille francs, fournie par François Vissac, autre frère hospitalier; 9° Enfin, le produit des quêtes.

Cependant, en 1836, tout était dans un état prospère. La librairie produisait, en bénéfices, environ 20,000 francs par an. Les bénéfices sur les pensions des aliénés se portaient à environ 10,000 francs, ce qui faisait annuellement environ 30,000 fr. de bénéfice net, tous frais payés, dans les trois établissements. Nous n'avions éprouvé aucune perte, aucune faillite, lorsque l'envie, la jalousie, la haine, la cupidité se déchaînèrent contre moi et mes meilleurs frères hospitaliers, dans le but d'usurper nos établissements et de s'emparer des revenus que j'avais établis pour les pauvres et malheureux aliénés.

Pour exécuter ce criminel projet, on abusa de l'état de demi-folie dont était atteint depuis sa naissance un faux frère hospitalier, qui avait apporté quelques capitaux à la librairie, et que j'avais malheureusement chargé de la caisse et de la comptabilité. On me subtilisa ma signature sur l'endos d'une lettre de change de 3,000 francs, fabriquée frauduleusement : on enfonça, en mon absence, la porte de mon cabinet; on enleva tous mes papiers; on me priva arbitrairement de tout moyen de défense.... Il serait trop long de rapporter ici toutes les injustices, les calomnies, les atrocités dont mes meilleurs frères hospitaliers, mes meilleures sœurs hospitalières et moi, nous fûmes victimes. Il suffit de dire que la librairie, très considérable, fut entièrement pillée, dilapidée; que des masses de livres, les plus vendables, furent enlevées frauduleusement des magasins et ont servi de base à une autre librairie exploitée par de faux frères hospitaliers, qui ne possédaient rien, n'avaient rien apporté, que j'avais reçus par charité et qui m'ont trompé; que les deux hospices d'aliénés ont été et sont encore exploités par de faux frères hospitaliers et d'autres individus cupides et de mauvaise foi, qui ont enlevé des sommes très considérables.

Tous ces faits sont de notoriété publique à Clermont-Ferrand et dans les environs de La Cellette, et tous ceux qui se sont enrichis de nos dépouilles sont bien connus.

Quant au faux frère hospitalier qui tenait la caisse et la comptabilité, après avoir servi d'instrument aux envahisseurs, il a été lui-même leur victime. On l'a entièrement dépouillé, ruiné, et il est devenu complétement fou-maniaque. Il était, par folie de naissance, excessivement avare, cupide, cruel et fanatique : il avait, par sa folle cupidité, ruiné plusieurs ouvriers, pères de famille, qu'il avait fait venir de Limoges, et détournait les pensions des pauvres aliénés pour acheter ou faire imprimer des masses de livres. C'est parce que je lui avais fait, sur cela, des représentations et des reproches, qu'il m'avait pris en haine et qu'il servit d'instrument à mes ennemis et aux hommes cupides qui voulaient s'emparer de mes dépouilles et du patrimoine de mes pauvres aliénés.

Pendant toutes les années que les hospices d'aliénés de Clermont-Ferrand et de La Cellette restèrent sous ma direction, il n'y eut jamais aucun suicide, et la mortalité y fut presque nulle; mais immédiatement après mon départ, et sous la direction des envahisseurs et des faux frères, trente-trois infortunés aliénés moururent dans l'espace de trois mois, faute de soins et de consolations, et l'un de mes meilleurs frères hospitaliers, Félix Duret, que j'avais laissé à La Cellette pour garder ma bibliothèque, y fut trouvé mort, noyé dans son sang, par suite d'une attaque d'apoplexie occasionnée par les menaces et les vexations qu'on lui fit éprouver.

Les deux hospices d'aliénés de La Cellette et de Clermont-Ferrand appartiennent aux aliénés *les plus pauvres et les plus délaissés*, pour lesquels je les ai fondés. Je mets ces deux hospices, avec la destination que je leur ai donnée, sous la protection, la surveillance et la sauvegarde du Gouvernement, des autorités locales et des habitants du Puy-de-Dôme et de la Corrèze.

1836. — Hospice d'aliénés de Leyme (Lot). — 21° *Fondation*.

Les pauvres aliénés du département du Lot, se trouvant déplorablement enfermés, enchaînés dans les prisons et des loges d'hôpitaux, le préfet de ce département, M. de Ségur-D'Aguesseau, m'écrivit pour m'engager à venir fonder un hospice pour ces infortunés dans le département qui lui était confié.

Dans l'intérêt de l'humanité souffrante, je me rendis dans le département du Lot, j'achetai l'ancien couvent de Leyme, avec les jardins, prés, terres et bois, et j'y fondai un hospice pour les aliénés pauvres.

Je m'empressai de délivrer tous ceux qui se trouvaient enfermés dans les prisons et les hôpitaux des départements du Lot, de la Creuse et de la Dordogne, avec l'autorisation et en vertu des arrêtés des préfets de ces départements, et je les amenai à Leyme.

Je fondai l'hospice d'aliénés de Leyme par le moyen des quêtes faites par mes frères et sœurs hospitaliers et moi dans le département du Lot et autres circonvoisins.

Mais là, comme ailleurs, la fondation étant faite, et présentant des bénéfices sur les pensions des aliénés, le fondateur et ses frères et sœurs hospitaliers furent victimes des envahisseurs.

1837. — Hospice de Privas (Ardèche). — 22° *Fondation*.

En 1825, le curé d'une petite paroisse du département de l'Ardèche, M. l'abbé Chiron, m'écrivit qu'il désirait beaucoup quitter sa paroisse pour venir se mettre au nombre de mes frères hospitaliers, à l'exemple de M. Vincent, curé de Rochegude. Je lui répondis que je le recevrais volontiers. J'étais alors à mon hospice de Paris.

Peu de temps après, il se mit en route pour venir me trouver à Paris; mais arrivé à Lyon, il rencontra un grand-vicaire de son diocèse, qui lui ordonna despotiquement de retourner à sa paroisse : il retourna à sa paroisse, et m'écrivit ensuite pour m'informer de ce contretemps. Je lui répondis alors d'essayer de fonder un hospice d'aliénés à Privas, pour le département de l'Ardèche.

Il mit de suite la main à l'œuvre, et ouvrit un hospice d'aliénés à Privas : il employa pour cette fondation le moyen de la quête, que je lui avais indiqué; il reçut quelques jeunes filles comme sœurs hospitalières, et les mit sous la direction de sa servante, dont il fit la supérieure de la congrégation.

Mais les quêtes furent peu abondantes; la maison qu'il avait achetée à Privas n'était pas payée; les constructions de nouveaux bâtiments qu'il avait fait commencer s'étaient arrêtées, faute d'argent, près des fondements; il n'y avait ni planchers, ni couverts, ni portes, ni fenêtres; il n'y avait dans tout l'établissement que deux ou trois femmes aliénées pour pensionnaires.

Cet état de misère dura longtemps, et ce ne fut qu'en 1837 que l'hospice d'aliénés de Privas put continuer les constructions commencées, et mettre cet hospice dans un état à recevoir des aliénés des deux sexes.

Mais c'est par le moyen des revenus de mes hospices de Clermont-Ferrand et de La Cellette que l'hospice de Privas a été réellement fondé.

L'hospice d'aliénés de Privas appartient donc, comme les autres, aux aliénés *les plus pauvres et les plus délaissés*, pour lesquels je l'ai fait fonder.

Les individus qui le dirigent et l'administrent maintenant n'y ont rien apporté. Aucune congrégation, ni personne individuellement, n'a le droit de s'en emparer, quelques trames, quelques fraudes qu'on ait ourdies pour parvenir à ce but.

Dans l'intérêt des pauvres et malheureux aliénés, je mets cet établissement humanitaire sous la protection, la surveillance et la sauvegarde du Gouvernement, des autorités locales et de tous les habitants de Privas et du département de l'Ardèche, qui ont contribué à sa fondation.

Le pauvre abbé Chiron, simple comme un enfant, trompé, calomnié, vexé, persécuté et dépouillé de tout par ses confrères, s'est trouvé réduit à se faire ermite, et le curé Vincent est mort de chagrin.

1838. — Derniers essais de Fondations.

Malgré tout, après la fondation de l'hospice d'aliénés de Leyme, j'entrepris encore successivement et pendant plusieurs années, avec mes frères et sœurs hospitaliers, d'autres fondations dans les départements de l'Aveyron, de la Drôme, du Gard et de l'Ardèche; mais partout, après que ces nouvelles fondations avaient pris quelque consistance, les envahisseurs des hospices que j'avais déjà fondés et d'autres ennemis de tout bien, s'empressaient de nous susciter des obstacles, en répandant contre moi et mes frères et sœurs hospitaliers, mille infâmes calomnies, comme c'est l'usage des couvents, soit pour atténuer les vols et autres délits dont ils s'étaient rendus coupables, soit pour éviter la concurrence des nouveaux établissements humanitaires que j'entreprenais de fonder, soit aussi par haine, jalousie et esprit de parti.

Enfin, après ces derniers travaux dans le midi de la France, tout en continuant le régime austère que j'avais embrassé dès le commencement de mes fondations, je suis revenu à Paris en 1846, à l'âge de 65 ans, malade et accablé d'infirmités.

Cependant, après avoir un peu modifié l'austérité de mon régime alimentaire, ma santé s'est rétablie ; mais, ne pouvant plus, à cause de mon âge, m'occuper à faire de nouvelles fondations, il me reste à publier divers ouvrages, fruits de mes observations et de ma longue expérience, tendant à faire améliorer le sort des pauvres et malheureux aliénés ; car faute de bonnes méthodes pour diriger et guérir les aliénés, comme aussi faute de soins et de consolations, et surtout par suite des tortures physiques et morales qu'on leur fait subir, et des poisons et des faux remèdes, absurdes, barbares et atroces qu'on leur administre par force et par violence, les malheureux aliénés en masse meurent, se suicident, ou deviennent incurables dans tous les établissements où ils sont enfermés.

Quant à moi, je puis affirmer sans crainte d'être démenti que, pendant tout le temps que les établissements d'aliénés que j'ai fondés sont restés sous ma direction, jamais il n'y a eu aucun suicide, que les guérisons y ont été très nombreuses et la mortalité presque nulle.

CONCLUSION.

Arrivé aujourd'hui à l'âge de 73 ans avec de graves infirmités, après avoir passé toute ma vie au service des pauvres aliénés, dans le jeûne et la prière, conformément aux paroles du Christ et à son exemple ; après avoir passé tous les jours au travail et toutes les nuits sur une chaise auprès des aliénés les plus malades ou les plus furieux ; après avoir employé toute ma fortune, mon patrimoine, mes travaux, mon industrie à fonder des hospices et des congrégations hospitalières pour améliorer et faire améliorer le sort des pauvres aliénés, qui sont les plus malheureux et les plus souffrants des hommes, enfin, après avoir accompli, aussi bien qu'il m'a été possible, l'œuvre la plus urgente, la plus difficile et la plus périlleuse qui se fût jamais présentée à la piété, à la charité, à l'humanité des hommes ; maintenant, dépouillé de tout, ne possédant ni meubles, ni immeubles, ni capitaux, ni pensions, je viens au nom de l'humanité souffrante, demander auprès des tribunaux justice pour mes pauvres aliénés ; justice pour mes meilleurs et mes plus anciens frères hospitaliers, compagnons de mes travaux ; justice pour mes sœurs hospitalières ; justice pour moi, vieux et infirme, contre les cruels et barbares envahisseurs des hospices que j'ai fondés ; contre tous ceux qui exploitent les malheureux aliénés ; contre tous ceux qui les tourmentent, les torturent, les forcent à se suicider, les rendent incurables ou les empoisonnent, ou les tuent en grand nombre, pour d'absurdes et cruelles expériences, *in animâ vili.*

Joseph TISSOT,
Fondateur d'hospices pour les aliénés les plus pauvres
et les plus délaissés.

Paris. — Imprimerie DUBUISSON, rue Coq-Héron, 5.